PUZZELS ABOUT EARLYCHILDHOOD

CHILDREN STAGES OF DEVELOPMENT AND MORE WORD SEARCH

Written by: CHRISTINE MARCIA SMALL

Copyright: CHRISTINE MARCIA SMALL©

STAGES OF DEVELOPMENT (a)

M	E	A	S	U	R	E	M	E	N	T	S	C	Z	I
D	C	O	G	N	I	T	I	V	E	X	V	H	V	N
E	L	E	M	O	T	I	O	N	A	L	X	R	K	T
V	E	W	E	I	G	H	T	K	X	G	K	O	N	E
E	A	Z	H	E	A	L	T	H	V	R	Y	M	O	L
L	N	E	E	T	A	L	L	E	R	O	T	O	I	L
O	L	S	A	Z	X	K	X	Z	V	W	I	S	T	E
P	I	A	V	B	O	D	Y	X	V	T	D	O	I	C
M	N	E	I	Z	X	V	K	V	X	H	E	M	R	T
E	E	R	E	S	I	Z	E	V	Z	X	R	E	T	U
N	S	C	R	K	V	Z	V	K	V	X	E	L	U	A
T	S	N	P	H	Y	S	I	C	A	L	H	A	N	L
S	T	I	M	U	L	A	T	I	O	N	E	N	L	L
A	C	T	I	V	I	T	I	E	S	V	G	O	A	A
A	P	P	R	O	P	R	I	A	T	E	A	M	M	I
H	E	I	G	H	T	S	A	F	E	T	Y	R	V	C
I	N	F	L	U	E	N	C	E	S	F	O	O	D	O
I	L	L	N	E	S	S	W	A	R	M	T	H	V	S

1. Growth	16. Measurements
2. Increase	17. Development
3. Size	18. Physical
4. Body	19. Intellectual
5. Height	20. Cognitive
6. Weight	21. Social
7. Taller	22. Stimulation
8. Heavier	23. Age
9. Illness	24. Appropriate
10. Malnutrition	25. Activities
11. Heredity	26. Food
12. Chromosome	27. Warmth
13. Emotional	28. Cleanliness
14. Influences	29. Safety
15. Hormonal	30. Health

STAGES OF DEVELOPMENT (b)

F	H	U	N	G	E	R	P	O	S	I	T	I	V	E
A	L	D	E	P	E	N	D	E	N	T	X	G	A	S
L	O	A	B	N	O	R	M	A	L	E	G	G	C	O
L	N	E	S	T	A	G	E	S	P	E	R	M	H	U
O	E	M	C	A	R	E	G	I	V	E	R	Z	I	N
P	L	B	V	O	E	X	P	O	S	U	R	E	E	D
I	I	E	K	B	K	U	T	E	R	U	S	C	V	S
A	N	D	X	S	E	Z	V	X	Z	R	E	G	E	X
N	E	D	E	E	G	V	X	K	V	E	R	N	M	D
T	S	E	G	R	D	P	A	I	N	S	A	I	E	E
U	S	D	A	V	E	J	K	V	X	P	C	S	N	Z
B	L	E	U	A	L	W	Q	V	K	O	D	S	T	I
E	A	T	G	T	W	S	L	J	K	N	L	E	F	L
S	M	O	N	I	O	M	A	L	E	S	I	R	E	I
E	R	G	A	O	N	E	R	T	M	E	H	G	M	T
I	O	Y	L	N	K	Z	X	V	K	M	C	O	A	R
R	N	Z	R	E	C	O	G	N	I	Z	E	R	L	E
C	O	N	C	E	P	T	I	O	N	X	K	P	E	F

1. Exposure	16. Observation
2. Language	17. Progressing
3. Caregiver	18. Normal
4. Recognize	19. Abnormal
5. Cries	20. Conception
6. Hunger	21. Female
7. Pain	22. Egg
8. Loneliness	23. Fertilized
9. Positive	24. Male
10. Response	25. Sperm
11. Achievement	26. Stage
12. Sounds	27. Zygote
13. Dependent	28. Fallopian Tube
14. Childcare	29. Uterus
15. Knowledge	30. Embedded

STAGES OF CHILD DEVELOPMENT (c)

A	B	D	O	M	E	N	E	M	B	R	Y	O	F	P
U	P	R	E	N	A	T	A	L	H	E	A	D	O	L
M	R	M	U	S	C	L	E	S	X	B	R	L	E	A
B	E	D	B	O	D	I	E	S	X	V	E	I	T	C
I	G	C	F	M	X	Q	X	Z	Z	Q	F	N	U	E
L	N	X	V	O	O	X	Y	G	E	N	L	K	S	N
I	A	Z	X	T	B	A	B	Y	B	Q	E	C	S	T
C	N	S	Z	H	N	E	R	V	E	S	X	A	Y	A
A	C	T	Q	E	Z	X	Q	B	V	D	E	R	S	S
L	Y	N	L	R	C	H	E	S	T	F	S	M	T	E
C	O	E	A	X	V	Z	Q	B	X	B	R	V	E	I
O	R	I	T	Z	Z	L	E	G	Q	D	T	Z	M	D
R	G	R	E	X	Q	B	V	Z	X	Z	D	X	S	O
D	A	T	O	U	N	B	O	R	N	X	Q	F	E	B
O	N	U	F	V	I	S	I	B	L	E	Z	V	T	I
P	S	N	T	R	I	M	E	S	T	E	R	S	S	T
G	P	R	O	T	E	C	T	I	V	E	Z	B	A	N
A	M	N	I	O	T	I	C	S	A	C	X	C	W	A

1. Prenatal		16. Unborn
2. Foetal		17. Embryo
3. Placenta		18. Foetus
4. Link		19. Nerves
5. Bodies		20. Muscles
6. Mother		21. Reflexes
7. Baby		22. Trimesters
8. Umbilical Cord		23. Systems
9. Amniotic Sac		24. Organs
10. Oxygen		25. Visible
11. Nutrients		26. Head
12. Antibodies		27. Chest
13. Protective		28. Abdomen
14. Waste		29. Arm
15. Pregnancy		30. Leg

STAGES OF CHILD DEVELOPMENT (d)

G	P	S	Y	C	H	O	M	O	T	O	R	Z	X	Q
R	A	C	O	N	C	E	N	T	R	A	T	I	O	N
O	M	O	P	C	R	E	A	T	I	V	I	T	Y	Q
S	N	P	E	P	P	R	A	C	T	I	C	E	H	S
S	I	P	L	I	V	I	N	F	A	N	T	S	E	L
M	O	O	V	C	I	M	R	A	T	T	L	E	A	L
O	T	R	I	T	G	E	S	P	I	N	E	Z	R	I
T	I	T	S	U	O	M	X	L	U	N	G	S	T	K
O	C	U	S	R	R	O	Z	Q	P	L	A	Y	B	S
R	F	N	T	E	O	R	C	O	O	I	N	G	E	R
S	L	I	N	S	U	Y	S	K	I	L	L	S	A	O
K	U	T	E	S	S	S	W	A	L	L	O	W	T	T
I	I	I	M	E	S	U	R	V	I	V	A	L	X	O
L	D	E	E	O	C	O	N	C	E	P	T	S	S	M
L	X	S	V	T	F	I	N	G	E	R	S	X	L	E
S	Z	Z	O	G	E	N	I	T	A	L	X	Z	I	N
Q	Q	X	M	R	E	C	O	G	N	I	Z	E	A	I
I	M	A	G	I	N	A	T	I	O	N	K	L	N	F

1. Spine
2. Genital
3. Fingers
4. Toes
5. Nails
6. Amniotic Fluid
7. Swallow
8. Heart Beat
9. Lungs
10. Survival
11. Movements
12. Vigorous
13. Pelvis
14. Psychomotor
15. Gross Motor Skills

16. Fine Motor Skills
17. Concepts
18. Memory
19. Concentration
20. Imagination
21. Creativity
22. Opportunities
23. Play
24. Practice
25. Skills
26. Cooing
27. Rattle
28. Pictures
29. Recognize
30. Infants

E	N	V	I	R	O	N	M	E	N	T	K	L	L	I
D	I	N	D	I	V	I	D	U	A	L	S	X	A	N
I	C	H	A	L	L	E	N	G	E	S	X	Y	I	D
S	Z	T	H	E	M	S	E	L	V	E	S	H	T	E
A	A	D	U	L	T	S	A	S	S	E	R	T	N	P
B	Q	E	S	E	N	S	O	R	Y	Q	X	L	E	E
I	V	A	Q	S	E	L	F	C	A	R	E	A	S	N
L	Z	F	E	E	D	I	N	G	Q	Z	X	E	S	D
I	T	N	A	D	J	U	S	T	E	D	K	H	E	E
T	N	E	W	A	S	H	I	N	G	Y	X	G	B	N
I	E	S	X	S	E	N	S	E	S	P	G	N	L	T
E	M	S	E	X	P	L	O	R	E	P	N	I	I	T
S	E	B	E	H	A	V	I	O	R	A	I	H	N	N
Q	V	C	H	I	L	D	R	E	N	H	T	T	D	A
X	O	Z	S	O	C	I	A	B	L	E	T	O	N	I
Z	M	A	W	A	R	E	N	E	S	S	U	L	E	F
E	Q	U	I	P	M	E	N	T	X	Z	P	C	S	E
I	N	D	I	V	I	D	U	A	L	I	T	Y	S	D

1. Disabilities
2. Environment
3. Movement
4. Equipment
5. Sensory
6. Challenges
7. Blindness
8. Deafness
9. Explore
10. Senses
11. Healthy
12. Essential
13. Children
14. Happy
15. Adjusted
16. Sociable
17. Independent
18. Adults
19. Awareness
20. Individuals
21. Themselves
22. Defiant
23. Behavior
24. Assert
25. Individuality
26. Self-Care
27. Feeding
28. Washing
29. Clothing
30. Putting

STAGES OF CHILD DEVELOPMENT (f)

I	C	O	M	P	L	I	C	A	T	I	O	N	S	X
D	H	T	E	R	A	T	O	G	E	N	G	E	N	E
E	R	C	O	U	N	S	E	L	L	I	N	G	Z	Q
N	O	E	S	M	U	L	T	I	F	A	C	T	O	R
T	M	L	I	I	N	H	E	R	I	T	E	D	M	V
I	O	L	C	X	Q	D	I	S	E	A	S	E	U	G
C	S	S	K	R	E	C	E	S	S	I	V	E	T	S
A	O	S	L	A	Z	G	E	N	E	T	I	C	A	T
L	M	R	E	I	P	R	E	N	A	T	A	L	T	C
T	E	E	C	M	X	S	M	O	K	I	N	G	I	E
W	S	D	E	E	M	A	T	E	R	N	A	L	O	F
I	U	R	L	A	C	A	F	F	E	I	N	E	N	E
N	R	O	L	N	A	L	C	O	H	O	L	Z	S	D
S	E	S	X	A	Q	I	N	H	E	R	I	T	S	H
S	T	I	D	O	M	I	N	A	N	T	Q	V	G	T
E	U	D	F	E	R	T	I	L	I	Z	E	S	U	R
X	P	R	E	M	A	T	U	R	I	T	Y	Q	R	I
A	B	N	O	R	M	A	L	I	T	I	E	S	D	B

1. Dominant
2. Recessive
3. Gene
4. Chromosome
5. Sex
6. Inherits
7. Cells
8. Genetic
9. Drugs
10. Fertilizes
11. Uterus
12. Identical Twins
13. Abnormalities
14. Multifactor
15. Disorders
16. Mutations
17. Sickle Cell
18. Anaemia
19. Teratogen
20. Inherited
21. Disease
22. Counselling
23. Complications
24. Prenatal
25. Maternal
26. Alcohol
27. Smoking
28. Caffeine
29. Birth Defects
30. Prematurity

STAGES OF CHILD DEVELOPMENT (g)

B	L	O	O	D	P	R	E	S	S	U	R	E	Y	X
A	R	E	T	A	R	D	A	T	I	O	N	V	D	Z
F	E	Q	X	C	O	N	T	R	A	C	T	I	O	N
T	S	J	E	O	P	A	R	D	I	Z	E	X	B	V
E	R	D	B	L	O	O	D	E	F	I	C	I	T	S
R	U	A	W	V	X	S	T	R	E	S	S	F	U	L
B	N	E	O	Z	M	O	R	T	A	L	I	T	Y	E
I	B	H	M	M	I	D	W	I	F	E	N	Q	Z	T
R	L	D	B	C	V	B	N	M	Z	Q	F	B	I	A
T	O	O	P	R	E	N	A	T	A	L	E	S	L	R
H	O	C	D	E	L	I	V	E	R	Y	C	R	L	E
X	D	T	P	A	P	S	M	E	A	R	T	E	I	T
I	T	O	U	D	I	L	A	T	E	S	I	D	T	I
V	E	R	E	C	O	N	O	M	I	C	O	L	E	L
R	S	N	E	O	N	A	T	A	L	K	N	U	R	I
E	T	U	R	I	N	E	T	E	S	T	K	O	A	M
C	O	N	D	I	T	I	O	N	S	G	M	H	T	E
L	O	W	I	N	C	O	M	E	G	K	L	S	E	S

1. Deficits
2. Retardation
3. Stressful
4. Conditions
5. Economic
6. Jeopardize
7. Prenatal
8. Neonatal
9. Mortality
10. Illiterate
11. Semiliterate
12. Low Income
13. Blood Test
14. Urine Test
15. Pap Smear
16. Blood Pressure
17. Cervix
18. Dilates
19. Nurse
20. Midwife
21. Doctor
22. Contraction
23. Shoulders
24. Body
25. Head
26. Afterbirth
27. Delivery
28. Womb
29. Blood
30. Infection

BABIES (a)

T	R	U	S	T	Q	S	E	N	S	I	T	I	V	E
I	N	S	T	I	T	U	T	I	O	N	S	B	C	L
E	W	I	T	H	D	R	A	W	N	S	V	A	H	O
Y	X	D	I	S	T	R	E	S	S	P	B	B	I	R
E	I	N	F	A	N	T	S	F	X	E	X	I	L	N
C	Z	X	V	L	X	C	X	I	Z	E	Z	E	D	O
O	P	Q	W	I	X	R	T	R	V	C	E	S	H	I
N	I	I	D	F	X	I	Z	S	E	H	T	R	O	T
T	H	N	N	E	Y	T	X	T	L	Z	O	E	O	A
A	S	T	O	X	L	I	R	X	T	F	M	L	D	C
C	N	E	I	Z	R	C	A	Z	N	W	O	D	L	I
T	O	R	T	W	A	A	E	X	E	X	R	D	L	N
C	I	A	N	G	E	L	Y	W	G	Z	P	O	A	U
R	T	C	E	G	E	N	T	L	E	X	Q	T	M	M
Y	A	T	T	U	N	H	U	R	R	I	E	D	S	M
I	L	I	T	Q	N	U	R	T	U	R	I	N	G	O
N	E	O	A	T	T	A	C	H	M	E	N	T	G	C
G	R	N	B	O	D	Y	L	A	N	G	U	A	G	E

1. Unhurried
2. Gentle
3. Sensitive
4. Promote
5. Relationship
6. Trust
7. First
8. Year
9. Life
10. Toddler
11. Early
12. Childhood
13. Institutions
14. Critical
15. Role
16. Nurturing
17. Babies
18. Infants
19. Attachment
20. Gentle
21. Sensitive
22. Attention
23. Speech
24. Body Language
25. Eye Contact
26. Interaction
27. Communication
28. Crying
29. Withdrawn
30. Distress

BABIES (b)

Y	M	I	N	S	T	I	T	U	T	I	O	N	S	E
B	O	A	R	O	U	T	I	N	E	S	Q	E	O	S
A	T	P	O	T	E	N	T	I	A	L	X	N	F	T
L	O	P	A	C	Q	U	I	R	E	V	Z	V	T	A
L	R	R	Q	G	S	T	O	R	I	E	S	I	L	B
U	F	O	Z	U	Q	C	U	D	D	L	E	R	Y	L
L	U	P	X	R	S	O	C	I	E	T	Y	O	S	I
N	N	R	N	G	B	L	A	N	K	E	T	N	N	S
O	C	I	O	L	X	Z	T	O	U	C	H	M	O	H
I	T	A	I	E	Y	O	U	N	G	E	R	E	I	M
T	I	T	T	S	B	A	T	H	I	N	G	N	T	E
A	O	E	N	H	X	B	G	Z	Q	X	V	T	C	N
L	N	R	E	G	C	L	O	T	H	I	N	G	A	T
U	E	E	T	U	S	T	I	M	U	L	I	X	R	B
M	M	A	T	A	X	F	E	E	D	I	N	G	E	R
I	O	D	A	L	B	E	H	A	V	I	O	R	T	A
T	H	E	N	V	I	R	O	N	M	E	N	T	N	I
S	C	O	N	N	E	C	T	I	O	N	S	Q	I	N

1. Interactions	16. Blanket
2. Stimulation	17. Touch
3. Brain	18. Stimuli
4. Connections	19. Bathing
5. Acquire	20. Clothing
6. Motor Function	21. Feeding
7. Behavior	22. Attention
8. Potential	23. Cuddle
9. Establishment	24. Younger
10. Appropriate	25. Read
11. Environment	26. Stories
12. Home	27. Gurgles
13. Institutions	28. Routines
14. Society	29. Lullaby
15. Laugh	30. Softly

BABIES (c)

A	R	E	S	P	O	N	S	I	B	I	L	I	T	Y
P	R	I	T	U	A	L	S	L	E	A	V	E	R	E
P	T	S	E	N	S	I	T	I	V	E	X	P	E	C
R	R	Q	L	A	U	G	H	I	N	G	Z	A	A	N
O	A	U	T	P	E	O	P	L	E	V	Q	T	S	E
P	N	I	O	X	P	A	S	S	I	V	E	T	S	D
R	S	E	Y	R	O	U	T	I	N	E	Z	E	U	I
I	I	T	X	Z	X	C	R	E	A	T	E	R	R	F
A	T	M	L	A	B	G	H	X	N	G	X	N	A	N
T	I	S	Z	Q	A	N	X	I	E	T	Y	Q	N	O
E	O	I	W	E	L	C	O	M	E	Q	Q	G	C	C
L	N	R	Q	X	Z	S	T	R	E	S	S	N	E	G
Y	Z	E	S	T	R	A	N	G	E	R	X	I	S	N
R	X	N	X	D	I	S	T	R	E	S	S	G	M	I
A	B	N	O	B	S	E	R	V	E	W	Z	N	O	L
E	V	A	V	X	Z	E	V	E	N	T	S	I	O	I
F	Q	M	F	E	E	L	I	N	G	S	V	L	T	M
S	E	P	A	R	A	T	I	O	N	X	B	C	H	S

1. Observe
2. Stress
3. Distress
4. Separation
5. Welcome
6. Create
7. Responsibility
8. Anxiety
9. Fear
10. People
11. Transition
12. Smooth
13. Confidence
14. Sensitive
15. Feelings
16. Appropriately
17. Stranger
18. Leave
19. Mannerism
20. Reassurance
21. Clinging
22. Quiet
23. Passive
24. Pattern
25. Events
26. Rituals
27. Routine
28. Toy
29. Laughing
30. Smiling

BABIES (d)

M	A	I	N	T	A	I	N	I	N	G	D	S	Z	C
Z	N	U	R	T	U	R	I	N	G	Z	X	A	E	O
Q	B	X	M	E	A	L	T	I	M	E	S	F	C	M
E	X	P	E	C	T	A	T	I	O	N	S	E	A	M
Y	W	L	M	S	T	A	B	I	L	I	T	Y	P	U
T	Q	A	E	P	O	S	I	T	I	V	E	X	S	N
I	Z	Y	A	X	Z	I	N	T	E	R	A	C	T	I
L	G	P	L	T	O	G	E	T	H	E	R	X	Z	C
I	N	E	T	Q	W	R	I	G	N	O	R	E	D	A
B	I	N	I	X	D	I	S	C	O	V	E	R	N	T
A	T	S	M	E	X	P	L	O	R	E	Q	S	A	I
T	A	K	E	Z	S	E	C	U	R	E	T	A	T	N
C	R	A	C	O	R	R	E	C	T	X	C	F	S	G
I	A	E	C	H	I	L	D	R	E	N	E	E	R	R
D	P	R	T	H	R	I	V	E	X	Z	J	T	E	U
E	E	B	F	L	E	X	I	B	L	E	B	Y	D	L
R	S	N	A	P	T	I	M	E	S	Q	O	X	N	E
P	C	O	N	S	I	S	T	E	N	T	L	Y	U	S

1. Maintaining
2. Safe
3. Expectations
4. Communicating
5. Secure
6. Children
7. Consistently
8. Object
9. Correct
10. Ignore
11. Break
12. Rules
13. Stability
14. Safety
15. Predictability
16. Thrive
17. Mealtimes
18. Naptimes
19. Separating
20. Nurturing
21. Flexible
22. Positive
23. Together
24. Understand
25. Discover
26. Explore
27. Space
28. Playpens
29. Interact

SAFETY AND CARE OF CHILDREN (a)

M	A	M	A	I	N	T	A	I	N	E	D	X	Z	R
A	P	Z	X	Z	D	A	N	G	E	R	O	U	S	E
N	P	E	L	I	M	I	N	A	T	E	Q	Z	X	C
U	R	G	M	A	T	E	R	I	A	L	S	X	Q	O
F	O	U	R	Q	Z	H	Y	G	I	E	N	I	C	M
A	P	I	E	S	E	C	U	R	E	L	Y	Q	Z	M
C	R	D	G	Q	X	R	E	Q	U	I	R	E	D	E
T	I	E	U	S	T	O	R	A	G	E	Q	C	V	N
U	A	L	L	X	R	I	N	J	U	R	Y	U	T	D
R	T	I	A	C	E	X	W	X	B	Z	X	T	N	A
E	E	N	R	H	P	Z	A	Q	U	S	Q	S	E	T
R	Z	E	L	E	O	Q	S	Z	R	L	X	D	M	I
E	Y	S	Y	C	R	B	T	B	N	L	Y	E	P	O
V	L	X	Q	K	T	Q	E	V	S	A	T	G	I	N
O	E	H	Y	G	I	E	N	E	V	F	E	A	U	E
M	F	Z	A	C	C	I	D	E	N	T	F	M	Q	R
E	A	S	T	A	N	D	A	R	D	S	A	A	E	I
R	S	U	B	S	T	A	N	C	E	S	S	D	Z	F

1. Safety	16. Damaged
2. Safely	17. Dangerous
3. Maintained	18. Substances
4. Required	19. Securely
5. Standards	20. Storage
6. Hygiene	21. Hygienic
7. Equipment	22. Waste
8. Recommendation	23. Materials
9. Manufacturer	24. Injury
10. Guidelines	25. Fire
11. Check	26. Accident
12. Regularly	27. Falls
13. Remove	28. Cuts
14. Report	29. Burns
15. Appropriate	30. Eliminate

SAFETY AND CARE OF CHILDREN (b)

U	N	A	T	T	E	N	D	E	D	Q	L	B	S	D
Z	V	U	L	N	E	R	A	B	L	E	A	A	L	E
C	O	N	F	I	D	E	N	C	E	X	G	T	I	V
X	I	S	O	L	A	T	I	O	N	V	E	H	P	E
N	A	T	U	R	A	L	L	Y	R	Z	L	P	P	L
T	N	R	P	R	O	M	O	T	E	S	S	R	E	O
N	O	O	S	A	C	T	I	O	N	S	S	A	R	P
E	I	L	T	A	B	I	L	I	T	Y	E	I	Y	M
D	S	E	N	E	X	P	L	O	R	E	R	S	S	E
N	I	M	E	X	Z	W	Q	B	R	T	P	I	S	N
E	V	O	D	E	X	P	R	E	S	S	X	N	E	T
P	R	D	I	L	A	C	K	I	N	G	E	G	N	A
E	E	E	C	I	L	L	H	E	A	L	T	H	E	L
D	P	L	C	S	U	P	E	R	V	I	S	E	R	R
F	U	X	A	S	P	I	L	L	A	G	E	Q	A	E
L	S	K	N	O	W	L	E	D	G	E	Z	X	W	A
E	E	N	C	O	U	R	A	G	I	N	G	Z	A	C
S	U	N	D	E	R	E	S	T	I	M	A	T	E	H
C	U	R	I	O	U	S	Z	R	E	L	A	X	E	D

1. Supervise	16. Reach
2. Ill-health	17. Ability
3. Isolation	18. Lacking
4. Supervision	19. Knowledge
5. Actions	20. Unattended
6. Awareness	21. Bath
7. Relaxed	22. Legal
8. Promotes	23. Developmental
9. Confidence	24. Encouraging
10. Naturally	25. Praising
11. Curious	26. Express
12. Vulnerable	27. Self-dependent
13. Accidents	28. Role Model
14. Explore	29. Slippery
15. Underestimate	30. Spillage

SAFETY AND CARE OF CHILDREN (c)

E	L	E	C	T	R	I	C	S	H	O	C	K	A	D
W	A	N	T	Q	S	E	X	T	I	C	P	R	I	I
A	C	S	U	B	S	T	A	N	C	E	O	E	A	S
S	C	Z	D	R	O	W	N	I	N	G	I	P	T	P
H	E	T	R	E	A	T	M	E	N	T	S	L	S	O
G	S	X	P	L	A	S	T	E	R	Q	O	E	R	S
N	S	A	C	C	I	D	E	N	T	S	N	N	I	A
I	I	N	G	M	T	B	Z	B	Z	C	I	I	F	B
R	B	O	N	E	N	A	X	U	Q	L	N	S	C	L
E	L	I	I	D	E	N	E	R	D	E	G	H	I	E
T	E	T	S	I	R	D	Z	N	O	A	Z	H	T	G
S	X	N	S	C	R	A	U	S	O	N	R	O	P	L
I	S	E	E	A	U	I	A	X	L	Q	E	S	E	O
N	W	T	R	L	C	D	G	Z	B	Z	T	P	S	V
I	O	T	D	S	W	I	T	C	H	X	A	I	I	E
M	L	A	B	A	N	D	A	G	E	V	W	T	T	S
D	B	E	L	E	C	T	R	I	C	A	L	A	N	X
A	E	M	E	R	G	E	N	C	I	E	S	L	A	Q

1. First Aid
2. Accessible
3. Replenish
4. Medical
5. Attention
6. Emergencies
7. Accidents
8. Blows
9. Poisoning
10. Drowning
11. Burns
12. Electric Shock
13. Treatment
14. Administering
15. Antiseptic
16. Disposable Gloves
17. Blood
18. Wash
19. Clean
20. Water
21. Band-aid
22. Bandage
23. Gauze
24. Dressing
25. Plaster
26. Hospital
27. Substance
28. Switch
29. Electrical
30. Current

SAFETY AND CARE OF CHILDREN (d)

A	G	E	E	N	J	O	Y	A	B	L	E	Q	D	G
Y	I	N	F	O	R	M	A	T	I	O	N	X	E	N
O	L	T	R	A	N	S	P	O	R	T	Q	Z	S	I
U	I	Z	T	R	X	P	A	R	E	N	T	S	T	T
N	S	C	P	H	Y	S	I	C	A	L	N	U	I	U
G	T	L	X	Z	Q	C	X	Y	F	S	E	P	N	O
T	O	O	L	S	X	H	S	T	R	U	M	P	A	L
M	G	T	G	T	Q	I	E	I	T	I	P	L	T	A
U	N	H	B	R	Z	L	U	R	X	T	O	I	I	U
E	I	I	V	A	B	D	S	U	Z	A	L	E	O	T
S	L	N	X	P	V	R	S	C	W	B	E	S	N	C
U	L	G	Q	E	Y	E	I	E	Q	L	V	R	W	E
M	E	B	Z	D	X	N	Z	S	V	E	E	T	B	L
S	V	M	I	N	I	M	U	M	B	X	D	R	T	L
K	A	Z	Q	P	R	E	P	A	R	E	X	I	S	E
R	R	P	R	O	T	E	C	T	I	O	N	P	U	T
A	T	A	C	C	E	S	S	I	B	L	E	X	B	N
P	E	D	U	C	A	T	I	O	N	A	L	Z	B	I

<table>
<tr><td>

1. Outing
2. Development
3. Parents
4. Accessible
5. List
6. Children
7. Security
8. Protection
9. Tools
10. Supplies
11. Issues
12. Transport
13. Enjoyable
14. Educational
15. Parks

</td><td>

16. Museum
17. Age
18. Young
19. Physical
20. Intellectual
21. Destination
22. Travelling
23. Minimum
24. Trip
25. Suitable
26. Information
27. Bus
28. Departs
29. Prepare
30. Clothing

</td></tr>
</table>

CARING FOR CHILDREN (a)

R	I	S	P	R	E	A	D	I	S	E	A	S	E	S
E	L	C	L	E	A	N	I	N	G	S	O	A	P	D
H	L	B	R	E	A	T	H	I	N	G	Z	D	X	I
T	N	W	I	P	E	S	Q	S	O	I	L	R	Q	S
O	E	T	M	Q	P	E	R	S	O	N	S	O	W	I
N	S	N	O	X	T	X	Q	B	Z	X	U	P	B	N
A	S	A	O	Z	O	S	D	L	X	W	R	L	V	F
S	E	T	R	G	I	I	S	E	Q	I	F	E	S	E
U	S	C	H	N	L	N	B	A	B	P	A	T	E	C
O	F	E	T	I	E	K	M	C	G	E	C	S	H	T
I	A	F	A	H	T	S	O	H	W	S	E	D	S	I
T	U	N	B	C	B	Y	C	X	Y	V	S	I	U	N
C	C	I	X	U	Q	R	A	G	S	R	M	A	R	G
E	E	S	B	O	V	I	S	I	B	L	E	P	B	Z
F	T	I	W	T	R	A	I	N	I	N	G	E	R	Q
N	S	D	D	I	S	P	O	S	E	X	Q	R	I	W
I	T	O	O	T	H	B	R	U	S	H	E	S	A	X
C	O	M	M	U	N	I	C	A	B	L	E	X	H	Y

1. Infectious	16. Faucets
2. Diseases	17. Visible
3. Illnesses	18. Dispose
4. Communicable	19. Surfaces
5. Spread	20. Rags
6. Person	21. Toothbrushes
7. Another	22. Combs
8. Cleaning	23. Hairbrushes
9. Disinfecting	24. Disinfectant
10. Soil	25. Soap
11. Diaper	26. Bleach
12. Toilet	27. Wipes
13. Training	28. Droplets
14. Bathroom	29. Breathing
15. Sinks	30. Touching

CARING FOR CHILDREN (b)

N	I	N	C	U	B	A	T	I	O	N	Q	X	M	B
O	S	T	O	O	L	D	I	A	P	E	R	S	U	S
N	Q	R	U	R	O	U	T	I	N	E	L	Y	L	P
B	E	A	G	Q	B	A	T	H	I	N	G	S	T	R
I	N	N	H	S	N	E	E	Z	I	N	G	L	I	E
O	E	S	I	S	W	E	A	T	I	N	G	I	P	A
D	I	M	N	E	A	X	Q	H	D	X	R	A	L	D
E	G	I	G	I	S	Q	G	C	I	Q	A	N	I	G
G	Y	T	W	G	T	S	E	T	R	Z	S	R	E	N
R	H	T	E	R	E	E	R	A	T	Y	H	E	S	I
A	L	E	N	E	X	C	M	R	Y	T	E	G	M	H
D	A	D	I	L	Z	E	S	C	B	T	S	N	S	S
A	N	T	R	L	Q	A	B	S	Q	O	Q	I	I	A
B	O	R	U	A	K	F	G	Z	X	P	Z	F	N	W
L	S	I	F	R	E	Q	U	E	N	T	L	Y	A	D
E	R	D	B	O	D	Y	F	L	U	I	D	S	G	N
O	E	X	C	L	U	S	I	V	E	X	Q	W	R	A
N	P	R	A	C	T	I	C	E	S	X	Z	Q	O	H

1. Organisms	16. Waste
2. Transmitted	17. Hand Washing
3. Incubation	18. Routinely
4. Multiplies	19. Frequently
5. Exclusive	20. Coughing
6. Personal Hygiene	21. Sneezing
7. Body Fluids	22. Potty
8. Faeces	23. Rashes
9. Diapers	24. Dirt
10. Practices	25. Scratch
11. Dirty	26. Fingernails
12. Non-Biodegradable	27. Spread
13. Stool	28. Allergies
14. Urine	29. Sweating
15. Germs	30. Bathing

CARING FOR CHILDREN (c)

G	D	I	A	R	R	H	E	A	H	U	R	T	S	C
A	C	H	I	C	K	E	N	P	O	X	X	Z	R	O
S	Z	T	C	O	N	D	I	T	I	O	N	S	E	N
T	X	E	S	V	O	M	I	T	I	N	G	X	S	J
R	S	M	I	M	F	X	R	E	V	E	R	T	T	U
O	N	P	C	E	E	F	E	E	L	I	N	G	Q	N
E	O	E	K	A	V	T	Q	Z	X	Z	Q	V	X	C
N	I	R	N	S	E	R	A	S	T	H	M	A	Z	T
T	T	A	O	L	R	O	Z	X	U	Z	C	Q	T	I
E	C	T	I	E	Z	F	C	M	N	S	R	D	A	V
R	E	U	S	S	X	M	O	O	W	E	Y	E	O	I
I	F	R	S	M	Q	O	L	T	E	I	I	S	R	T
T	N	E	E	U	W	C	D	P	L	D	N	O	H	I
I	I	P	R	M	V	S	S	M	L	O	G	N	T	S
S	R	A	G	P	B	I	X	Y	X	B	Z	G	E	S
Z	A	I	E	S	Q	D	Z	S	Z	Q	X	A	R	I
X	E	N	R	C	H	R	O	N	I	C	Q	I	O	G
E	Y	E	D	I	S	C	H	A	R	G	E	D	S	N

1. Asthma
2. Diarrhea
3. Ear Infections
4. Vomiting
5. Gastroenteritis
6. Conjunctivitis
7. Chicken Pox
8. Measles
9. Mumps
10. Colds
11. Sign
12. Symptom
13. Feeling
14. Chronic
15. Conditions

16. Pain
17. Discomfort
18. Hurts
19. Diagnosed
20. Regression
21. Rest
22. Unwell
23. Revert
24. Bodies
25. Sick
26. Fever
27. Sore Throat
28. Eye Discharge
29. Crying
30. Temperature

CARING FOR CHILDREN (d)

S	B	E	D	V	E	N	T	I	L	A	T	I	O	N
T	L	E	N	V	I	R	O	N	M	E	N	T	B	W
U	U	S	N	A	P	T	I	M	E	Q	X	D	E	L
R	L	L	P	B	L	A	N	K	E	T	S	U	D	A
D	L	E	E	Z	X	S	T	U	C	K	Z	S	L	U
Y	A	E	E	M	A	T	T	R	E	S	S	T	I	D
Q	B	P	L	P	Q	L	B	N	W	X	Q	I	N	I
E	I	F	S	A	B	A	W	A	Q	U	W	N	E	V
L	E	O	A	T	Y	T	Q	P	Z	N	Z	G	N	I
B	S	O	M	T	R	C	Y	Q	X	W	X	B	C	D
A	X	R	O	E	A	H	F	Y	B	I	Q	S	G	N
T	K	P	B	R	T	E	V	R	G	N	Y	R	N	I
R	B	D	I	N	I	S	Z	D	F	D	R	E	I	S
O	W	L	L	X	N	Q	T	W	K	V	E	V	P	R
F	Q	I	I	Z	A	D	O	Z	Q	B	S	O	E	U
M	X	H	T	Q	S	C	C	X	Z	G	R	C	E	O
O	Z	C	Y	W	A	K	I	N	G	X	U	X	W	H
C	F	U	R	N	I	T	U	R	E	Z	N	Q	S	W

1. Sleep
2. Nap
3. Pattern
4. Individual
5. Hours
6. Sweeping
7. Dusting
8. Furniture
9. Comfortable
10. Ventilation
11. Environment
12. Mobility
13. Nursery
14. Cot
15. Bed

16. Bed Linen
17. Sanitary
18. Sturdy
19. Latches
20. Childproof
21. Mattress
22. Stuck
23. Unwind
24. Naptime
25. Asleep
26. Lullabies
27. Covers
28. Blankets
29. Dry
30. Waking

CHILD SOCIAL AND EMOTIONAL DEVELOPMENT (a)

S	E	L	F	C	O	N	T	R	O	L	Z	X	A	T
C	G	S	S	T	A	T	E	M	E	N	T	S	L	N
O	A	E	Y	D	R	I	N	K	I	N	G	X	T	E
N	T	L	T	X	S	E	L	F	H	E	L	P	E	M
S	S	F	I	Z	Q	P	B	G	T	S	S	C	R	H
E	Q	E	L	G	D	O	G	U	R	K	E	H	N	S
Q	T	S	I	N	E	S	N	I	O	I	C	O	A	I
U	N	T	B	I	V	I	I	D	F	L	I	O	T	N
E	E	E	I	S	E	T	T	I	M	L	O	S	I	U
N	D	E	S	S	I	I	A	N	O	S	H	E	V	P
C	N	M	N	E	H	V	E	G	C	Q	C	S	E	D
E	E	G	O	R	C	E	N	C	O	U	R	A	G	E
S	P	O	P	D	A	W	D	E	C	I	S	I	O	N
E	E	A	S	C	H	A	L	L	E	N	G	E	X	Z
M	D	L	E	Z	U	N	D	R	E	S	S	I	N	G
I	N	S	R	A	C	T	I	V	I	T	I	E	S	X
T	I	O	P	P	O	R	T	U	N	I	T	I	E	S
S	E	L	F	C	O	N	F	I	D	E	N	C	E	Z

1. Dressing	16. Positive
2. Undressing	17. Statements
3. Eating	18. Alternative
4. Drinking	19. Opportunities
5. Self-Help	20. Decision
6. Skills	21. Responsibility
7. Stage	22. Guiding
8. Challenge	23. Time
9. Goals	24. Encourage
10. Achieved	25. Self-Control
11. Self-Confidence	26. Chooses
12. Self-Esteem	27. Consequences
13. Independent	28. Punishment
14. Activities	29. Comfort
15. Choices	

CHILD SOCIAL AND EMOTIONAL DEVELOPMENT (b)

C	O	O	P	E	R	A	T	I	V	E	L	Y	T	S
S	A	T	T	I	T	U	D	E	S	Z	X	R	E	H
E	C	O	M	M	U	N	I	T	Y	Z	Q	X	M	A
L	Z	I	R	E	S	O	L	U	T	I	O	N	P	R
F	Q	N	O	S	O	L	U	T	I	O	N	S	T	E
I	X	D	W	C	O	O	P	E	R	A	T	E	A	N
D	C	I	N	I	N	T	E	R	A	C	T	Y	T	O
E	E	V	E	Q	R	E	S	O	L	V	E	L	I	I
N	S	I	R	P	R	O	C	E	S	S	Q	L	O	T
T	I	D	S	V	Z	P	E	O	P	L	E	A	N	A
I	M	U	H	L	E	A	R	N	I	N	G	R	C	Z
T	O	A	I	X	M	E	M	B	E	R	S	U	H	I
Y	R	L	P	C	O	M	P	A	N	Y	X	T	I	L
R	P	S	I	M	P	O	R	T	A	N	T	A	L	A
E	M	Q	C	O	N	F	L	I	C	T	S	N	D	I
E	O	E	X	P	E	R	I	E	N	C	E	Z	R	C
P	C	N	E	G	O	T	I	A	T	I	O	N	E	O
I	N	T	E	R	A	C	T	I	O	N	S	X	N	S

1. Cooperatively	16. Peer
2. Self-Identity	17. Children
3. Socialization	18. Interact
4. Process	19. Share
5. Learning	20. Conflicts
6. Attitudes	21. Resolve
7. Individuals	22. Ownership
8. Members	23. Important
9. Community	24. Negotiation
10. Company	25. Compromise
11. People	26. Resolution
12. Experience	27. Solutions
13. Interactions	28. Temptation
14. Cooperate	
15. Naturally	

CHILD SOCIAL AND EMOTIONAL DEVELOPMENT (c)

A	G	G	R	E	S	S	I	V	E	X	Y	P	B	U
H	D	E	S	T	R	U	C	T	I	V	E	L	B	N
I	T	I	N	C	I	D	E	N	T	Z	X	E	S	A
T	A	S	I	N	T	E	N	S	I	T	Y	A	S	C
T	N	O	F	P	E	R	S	I	S	T	S	S	E	C
E	T	L	R	Z	B	I	T	I	N	G	P	A	N	E
R	R	A	E	R	E	S	P	O	N	D	I	N	E	P
L	U	T	Q	Y	G	X	D	Q	X	Z	N	T	V	T
A	M	I	U	T	N	Z	I	C	B	X	C	D	I	A
W	S	O	E	E	I	B	S	X	C	C	H	S	S	B
A	G	N	N	I	M	G	C	M	B	E	E	G	N	L
R	N	B	C	X	L	W	U	L	N	C	D	T	O	E
D	I	I	Y	N	A	Z	S	A	M	N	T	U	P	E
H	Y	T	Z	A	C	X	S	C	C	E	E	O	S	R
T	R	E	H	I	T	T	I	N	G	L	M	E	E	U
I	C	R	S	H	Y	N	E	S	S	O	P	M	R	T
W	D	E	C	I	S	I	O	N	S	I	E	I	N	U
S	I	T	U	A	T	I	O	N	X	V	R	T	U	F

1. Aggressive	16. Respond
2. Destructive	17. Pinched
3. Temper	18. Calm
4. Tantrums	19. Violence
5. Hitting	20. Hitter
6. Biting	21. Biter
7. Withdrawal	22. Unacceptable
8. Anxiety	23. Time-Out
9. Crying	24. Calming
10. Unresponsiveness	25. Situation
11. Isolation	26. Discuss
12. Shyness	27. Incident
13. Persists	28. Future
14. Intensity	29. Decisions
15. Frequency	30. Pleasant

CHILD SOCIAL AND EMOTIONAL DEVELOPMENT (d)

D	C	O	N	T	E	N	T	M	E	N	T	G	G	E
I	S	D	E	N	Y	I	N	G	F	E	E	L	E	M
S	E	F	E	A	R	P	L	A	Y	I	N	G	S	O
C	N	W	I	S	H	A	M	I	N	G	G	F	T	T
U	S	A	N	S	B	C	D	E	T	A	L	K	U	I
S	I	T	D	O	F	O	X	X	J	K	L	M	R	O
S	T	C	I	O	V	N	B	P	R	J	G	A	E	N
I	I	H	C	T	X	T	Y	R	B	O	B	N	S	S
O	V	F	A	H	Z	A	F	E	X	Y	T	G	G	T
N	E	G	T	E	N	C	I	S	Z	K	X	E	F	N
Z	L	N	E	S	I	T	T	S	E	B	Z	R	S	O
G	I	I	F	G	A	H	N	W	D	V	E	R	S	I
N	S	W	R	R	L	E	E	Q	I	G	R	S	E	T
I	T	A	G	B	P	B	D	U	R	X	A	Z	N	C
Y	E	R	X	D	X	F	I	J	P	Z	C	X	D	E
L	N	D	T	Z	E	A	N	X	I	E	T	Y	A	F
E	N	C	O	U	R	A	G	E	D	F	G	Z	S	F
V	F	R	U	S	T	R	A	T	I	O	N	V	M	A

1. Joy	16. Gestures
2. Affection	17. Explain
3. Anger	18. Express
4. Frustration	19. Listen
5. Sadness	20. Talk
6. Sensitive	21. Drawing
7. Shaming	22. Care
8. Lying	23. Contact
9. Fear	24. Playing
10. Denying	25. Soothes
11. Contentment	26. Encouraged
12. Anxiety	27. Identity
13. Pride	28. Discussion
14. Feel	29. Watch
15. Emotions	30. Indicate

CHILD SOCIAL AND EMOTIONAL DEVELOPMENT (e)

P	H	O	N	E	N	U	M	B	E	R	X	Z	S	E
H	M	O	V	E	M	E	N	T	D	A	G	E	E	M
O	N	S	O	C	I	A	B	L	E	D	G	F	P	O
M	A	I	P	R	E	S	C	H	O	O	L	G	A	C
E	M	N	X	A	T	T	E	N	D	I	N	G	R	L
A	E	S	L	O	C	A	T	I	O	N	Z	G	A	E
D	E	T	E	G	E	U	N	D	C	D	X	R	T	W
D	T	I	V	O	T	T	E	S	H	S	G	E	I	E
R	A	T	I	O	A	E	E	N	A	K	S	V	O	C
E	R	U	T	D	R	N	D	O	N	O	N	I	N	N
S	T	T	R	B	A	S	S	Y	G	O	O	G	D	A
S	S	I	O	Y	P	I	R	A	E	B	T	E	T	R
D	N	O	P	E	E	L	D	R	S	T	T	R	R	U
M	O	N	P	G	S	S	G	C	F	F	U	A	O	S
O	M	F	U	N	U	R	S	E	R	Y	B	C	P	S
V	E	Z	S	I	N	T	R	O	D	U	C	E	P	A
E	D	E	X	P	L	A	I	N	I	N	G	F	U	E
T	R	A	N	S	I	T	I	O	N	S	X	V	S	R

1. Move	16. Age
2. Movement	17. Name
3. Separation	18. Utensils
4. Caregiver	19. Crayons
5. Transitions	20. Buttons
6. Preschool	21. Books
7. Nursery	22. Goodbye
8. Needs	23. Demonstrate
9. Explaining	24. Welcome
10. Separate	25. Reassurance
11. Attending	26. Changes
12. Institution	27. Supportive
13. Sociable	28. Support
14. Phone Number	29. Introduce
15. Home Address	30. Location

FOOD SAFETY (a)

C	C	O	N	T	A	I	N	E	R	S	P	S	D	N
O	H	P	R	E	P	A	R	A	T	I	O	N	I	O
N	A	D	V	U	L	N	E	R	A	B	L	E	S	I
T	N	R	X	Z	V	B	S	T	O	R	E	D	I	T
A	D	I	S	T	A	N	D	A	R	D	S	G	N	C
M	S	P	C	L	O	T	H	I	N	G	Z	G	F	E
I	E	T	I	G	F	H	F	F	I	S	H	N	E	F
N	R	I	N	C	E	Y	B	A	D	F	G	I	C	N
A	U	M	F	H	G	G	G	P	X	R	F	N	T	I
T	T	E	E	I	A	I	Y	R	F	I	C	O	H	E
I	A	D	C	L	R	E	T	O	L	D	R	S	A	N
O	R	E	T	L	O	N	E	N	E	G	E	I	N	R
N	E	K	I	X	T	E	F	V	H	E	Z	O	D	O
R	P	O	O	Z	S	G	A	Z	S	H	E	P	L	B
I	M	O	N	V	V	B	S	W	X	Y	E	D	E	D
A	E	C	C	E	L	S	I	U	S	T	R	O	D	O
H	T	R	A	W	M	E	A	T	C	B	F	O	V	O
R	E	F	R	I	G	E	R	A	T	O	R	F	K	F

1. Food Poisoning	16. Freezer
2. Food-Borne Infection	17. Raw Meat
3. Storage	18. Cooked
4. Preparation	19. Chill
5. Vulnerable	20. Fish
6. Infection	21. Containers
7. Handled	22. Fridge
8. Stored	23. Drip
9. Time	24. Shelf
10. Hygiene	25. Clothing
11. Safety	26. Hair
12. Standards	27. Hands
13. Temperature	28. Contamination
14. Refrigerator	29. Apron
15. Celsius	30. Disinfect

FOOD SAFETY (b)

C	O	U	G	H	I	N	G	B	H	G	S	V	H	S
Z	W	A	T	E	R	P	R	O	O	F	A	V	A	N
P	Z	D	E	P	O	S	I	T	D	I	N	B	N	E
E	F	L	I	E	S	F	B	V	X	L	I	Y	D	E
R	C	B	A	N	D	A	G	E	Z	L	T	L	L	Z
S	L	F	U	T	E	N	S	I	L	N	A	L	I	I
O	E	O	F	G	E	R	M	S	U	E	T	A	N	N
N	A	R	R	Y	H	D	G	B	N	S	I	T	G	G
A	N	M	D	Z	M	N	E	A	T	S	O	N	S	X
L	N	U	E	E	I	Z	R	F	H	G	N	E	E	Z
H	E	L	R	R	L	D	E	T	A	I	L	M	P	B
Y	K	A	E	A	K	D	R	T	N	B	S	N	A	N
G	C	V	V	W	G	T	M	E	A	T	H	O	R	E
I	I	C	O	A	R	E	D	U	C	E	T	R	A	H
E	H	X	C	S	P	O	N	G	E	S	O	I	T	C
N	C	D	E	F	R	O	S	T	B	V	L	V	E	T
E	U	N	C	O	V	E	R	E	D	G	C	N	U	I
R	U	N	N	I	N	G	W	A	T	E	R	E	T	K

1. Flies
2. Coughing
3. Sneezing
4. Sponges
5. Cloths
6. Defrost
7. Kitchen
8. Uncovered
9. Chicken
10. Meat
11. Germs
12. Deposit
13. Separate
14. Formula
15. Milk
16. Utensil
17. Covered
18. Sanitation
19. Environmentally
20. Neat
21. Detail
22. Clean
23. Illness
24. Reduce
25. Running Water
26. Aware
27. Handling
28. Waterproof
29. Personal Hygiene
30. Bandage

CHILDREN'S NUTRITION (a)

A	T	T	I	T	U	D	E	S	T	I	M	E	E	C
P	S	Y	C	H	O	L	O	G	I	C	A	L	T	H
Z	R	S	E	L	F	F	E	E	D	I	N	G	A	I
V	E	E	A	T	I	N	G	S	Y	B	M	S	L	L
A	P	W	C	T	A	B	L	E	H	S	E	E	P	D
L	O	N	E	V	B	X	Y	E	C	A	A	R	V	C
U	R	U	M	F	O	O	D	W	U	F	L	V	L	A
E	P	T	I	S	D	R	F	V	P	E	H	E	A	R
Z	G	R	T	D	C	H	A	I	R	S	F	D	N	E
E	N	I	L	S	O	P	L	K	E	T	S	C	O	S
C	I	E	A	X	D	E	R	B	S	G	K	G	I	E
U	S	N	E	W	S	P	O	O	N	H	C	N	T	L
D	N	T	M	R	T	R	G	O	O	J	A	I	I	E
O	A	Z	C	L	E	A	R	I	N	G	N	N	R	C
R	E	D	I	S	H	Z	X	G	B	G	S	N	T	T
T	L	S	H	O	P	P	I	N	G	E	V	A	U	I
N	C	P	R	A	C	T	I	C	E	S	B	L	N	O
I	S	U	P	E	R	V	I	S	I	O	N	P	C	N

1. Nutrient	16. Proper
2. Food	17. Served
3. Introduce	18. Shopping
4. Childcare	19. Psychological
5. Snacks	20. Value
6. Meal	21. Mealtime
7. Attitudes	22. Self-Feeding
8. Time	23. Clearing
9. Eating	24. Cleansing
10. Safe	25. Table
11. Practices	26. Spoon
12. Planning	27. Plate
13. Supervision	28. Dish
14. Selection	29. Chair
15. Nutritional	30. Cup

<h1 style="text-align:center">CHILDREN'S NUTRTION (b)</h1>

S	A	T	T	R	A	C	T	I	V	E	G	H	J	B
O	G	M	E	D	I	C	A	L	S	H	A	P	E	T
C	R	Z	Q	P	A	T	T	E	R	N	S	H	E	E
I	O	S	U	R	E	J	E	C	T	E	D	P	N	E
A	W	D	A	A	D	C	O	L	O	U	R	U	J	W
L	F	G	N	L	R	G	H	H	E	S	D	R	O	S
I	G	E	T	L	U	B	A	D	A	E	E	C	Y	N
Z	B	V	I	E	O	S	B	E	T	T	V	H	G	O
A	V	I	T	R	V	A	I	T	I	S	E	A	N	I
T	C	T	Y	G	A	L	T	S	N	A	L	S	I	T
I	U	C	F	Y	L	T	S	A	G	T	O	E	C	A
O	L	A	C	T	F	Y	A	T	F	G	P	D	N	T
N	T	R	A	P	P	E	A	L	I	N	G	A	A	N
U	U	T	G	H	T	D	I	E	T	A	R	Y	L	E
N	R	T	E	F	F	I	C	I	E	N	C	Y	A	S
E	A	A	T	E	X	T	U	R	E	S	S	S	B	E
M	L	R	E	Q	U	I	R	E	M	E	N	T	S	R
A	R	R	A	N	G	E	M	E	N	T	X	B	V	P

1. Menu	16. Tastes
2. Medical	17. Textures
3. Cultural	18. Colour
4. Dietary	19. Shape
5. Requirements	20. Flavour
6. Allergy	21. Arrangement
7. Quantity	22. Appealing
8. Purchased	23. Presentation
9. Efficiency	24. Attractive
10. Habits	25. Rejected
11. Eating	26. Tasted
12. Socialization	27. Balancing
13. Grow	28. Patterns
14. Develop	29. Sweet
15. Enjoy	30. Salty

CHILDREN'S NUTRITION (c)

C	O	M	B	I	N	A	T	I	O	N	D	K	N	S
D	S	T	A	R	C	H	E	S	X	Z	I	S	U	T
E	Q	V	I	T	A	M	I	N	S	V	F	E	T	A
V	U	A	R	D	I	S	E	A	S	E	F	C	R	F
E	A	D	E	S	Z	W	F	Q	G	D	E	R	I	C
L	N	E	T	F	A	A	R	W	R	X	R	U	E	S
O	T	Q	A	Y	M	R	B	R	O	V	E	O	N	E
P	I	U	W	G	O	M	S	T	W	Z	N	S	T	T
M	T	A	S	R	U	T	E	G	T	E	T	D	S	A
E	I	T	M	E	N	H	U	B	H	L	D	E	S	R
N	E	E	E	N	T	G	S	V	D	C	R	C	N	D
T	S	D	T	E	S	B	S	C	R	S	T	N	I	Y
D	D	W	S	F	F	T	I	X	T	U	Z	A	E	H
I	I	Z	Y	C	R	D	T	Z	X	M	D	L	T	O
U	E	X	S	S	N	A	C	K	S	F	W	A	O	B
L	T	M	I	N	E	R	A	L	S	G	Q	B	R	R
F	S	U	G	A	R	S	R	E	P	A	I	R	P	A
B	R	E	A	K	F	A	S	T	X	B	O	N	E	C

1. Breakfast	16. Nutrients
2. Snacks	17. Development
3. Energy	18. Starches
4. Warmth	19. Sugars
5. Growth	20. Fluid
6. Repair	21. Balanced
7. Tissues	22. Quantities
8. Disease	23. Adequate
9. Systems	24. Amounts
10. Proteins	25. Bone
11. Carbohydrates	26. Muscle
12. Fats	27. Diet
13. Vitamins	28. Sources
14. Minerals	29. Combination
15. Water	30. Different

CHILDREN'S NUTRITION (d)

W	R	E	G	T	H	N	B	V	M	C	X	C	X	Z
W	C	B	R	E	A	S	T	M	I	L	K	H	C	N
R	A	S	C	F	F	T	R	N	B	M	P	E	A	O
F	L	W	O	O	H	G	F	T	R	D	O	E	N	R
T	C	V	N	O	F	R	U	I	T	S	R	S	E	I
H	I	S	S	D	D	F	T	R	B	G	R	E	S	C
Y	U	E	U	G	P	A	S	T	A	F	I	S	U	O
A	M	L	M	R	X	V	F	G	H	B	D	E	G	R
N	R	B	E	O	N	B	R	E	A	D	G	L	A	N
A	E	A	D	U	E	X	Z	P	D	S	E	B	R	M
N	T	T	W	P	K	S	N	E	R	N	H	A	C	E
A	T	E	R	S	C	T	B	A	F	A	R	T	A	A
B	U	G	Y	R	I	U	G	S	T	E	I	E	L	L
D	B	E	E	T	H	N	T	M	B	B	C	G	C	Y
H	K	V	L	A	C	E	R	E	A	L	E	E	I	E
S	L	L	R	E	O	A	T	S	F	V	F	V	U	N
I	I	I	A	M	P	O	T	A	T	O	E	S	M	O
F	M	O	B	Y	A	M	B	G	H	T	Y	M	K	H

1. Fish		16. Meat
2. Chicken		17. Oil
3. Cheese		18. Breast Milk
4. Milk		19. Oats
5. Nuts		20. Vegetables
6. Peas		21. Barley
7. Beans		22. Porridge
8. Rice		23. Corn Meal
9. Potatoes		24. Banana
10. Yam		25. Bread
11. Pasta		26. Cereal
12. Fruits		27. Calcium
13. Honey		28. Iron
14. Cane Sugar		29. Consume
15. Butter		30. Food Groups

CHILDREN'S NUTRITION (e)

C	O	M	P	L	E	M	E	N	T	A	R	Y	D	K
E	S	U	F	F	I	C	I	E	N	T	L	R	E	J
N	F	T	P	R	O	C	E	S	S	H	G	E	N	N
C	O	H	G	J	M	O	N	T	H	S	K	D	T	E
O	O	G	P	Y	M	N	E	H	M	M	C	N	A	R
U	D	I	G	G	G	N	R	Y	V	K	O	E	L	D
R	S	E	H	R	B	F	B	E	B	J	R	G	H	L
A	T	H	W	E	V	A	I	A	K	E	R	T	E	I
G	N	F	E	N	M	T	F	R	G	K	E	N	A	H
E	E	R	I	E	Q	V	P	S	T	A	C	U	L	C
D	T	E	G	F	W	X	Z	K	R	T	T	O	T	L
N	S	L	H	X	S	I	Z	E	F	N	J	M	H	A
O	I	D	T	Z	M	N	B	K	L	I	N	A	V	C
R	S	D	G	I	N	F	A	N	T	G	L	G	N	I
M	N	O	X	Z	J	K	T	I	M	I	N	G	I	S
A	O	T	C	A	L	O	R	I	C	J	H	B	A	Y
L	C	N	U	T	R	I	T	I	O	N	A	L	G	H
C	A	L	O	R	I	E	S	N	L	O	S	E	K	P

1. Process	16. Encouraged
2. Timing	17. Intake
3. Complementary	18. Gain
4. Consistent	19. Lose
5. Infant	20. Weight
6. Toddler	21. Fat
7. Normal	22. Height
8. Correct	23. Calories
9. Foods	24. Gender
10. Caloric	25. Size
11. Nutritional	26. Physical
12. Sufficient	27. Months
13. Toddler	28. Years
14. Children	29. Dental Health
15. Energy	30. Fibre

CHILDREN'S NUTRITION (f)

S	P	R	A	S	T	A	F	A	R	I	A	N	S	S
U	O	W	V	E	G	E	T	A	R	I	A	N	S	E
D	R	R	Z	R	D	I	S	C	U	S	S	D	N	V
N	K	E	X	E	P	G	F	A	T	F	S	O	O	E
I	P	L	V	S	O	S	B	W	R	O	U	P	I	N
H	R	I	X	T	R	E	V	A	F	R	O	I	T	T
S	O	G	Z	R	K	U	C	R	H	B	I	N	I	H
T	D	I	E	I	W	L	L	E	N	I	G	I	D	D
C	U	O	V	C	G	A	A	D	A	D	I	O	A	A
U	C	N	I	T	Y	V	L	W	G	D	L	N	R	Y
D	T	S	T	I	R	Q	A	X	E	W	E	S	T	A
O	S	R	A	O	A	Z	H	Z	V	R	R	S	D	D
R	S	E	N	N	T	S	O	U	R	C	E	S	E	V
P	M	H	R	S	E	B	F	J	E	W	S	T	T	E
L	I	S	E	W	I	G	D	F	G	T	G	F	T	N
A	L	O	T	X	D	V	A	R	I	E	T	Y	I	T
M	S	K	L	C	U	L	T	U	R	A	L	A	M	I
I	U	Z	A	S	H	E	L	L	F	I	S	H	R	S
N	M	T	R	A	D	I	T	I	O	N	S	C	E	T
A	B	A	C	K	G	R	O	U	N	D	S	X	P	S

1. Cultural
2. Religious
3. Traditions
4. Values
5. Opinions
6. Religions
7. Forbid
8. Rastafarians
9. Hindus
10. Muslims
11. Jews
12. Seventh Day Adventists
13. Vegetarian
14. Pork
15. Pork Products
16. Halal
17. Permitted
18. Vegetarians
19. Shellfish
20. Kosher
21. Alternative
22. Sources
23. Variety
24. Restrictions
25. Dietary
26. Backgrounds
27. Vegan
28. Animal Products
29. Aware
30. Discuss

SENSORY AND MOTOR DEVELOPMENT (a)

A	W	A	R	E	N	E	S	S	Q	Z	X	V	B	Q
U	D	I	S	C	R	I	M	I	N	A	T	E	D	S
N	W	R	E	A	S	O	N	I	N	G	X	T	I	E
D	E	M	C	O	L	O	U	R	F	U	L	A	F	N
E	R	O	G	T	D	S	E	N	S	E	S	S	F	S
R	A	B	R	O	E	O	T	Z	X	C	V	T	E	O
S	H	I	A	Y	S	B	E	B	V	G	X	E	R	R
T	S	L	S	S	C	J	R	T	O	U	C	H	E	Y
A	E	I	P	W	R	E	P	S	W	Q	Z	X	N	S
N	Z	T	E	R	I	C	R	I	F	E	F	G	C	N
D	I	Y	D	N	B	T	E	G	R	R	N	B	E	O
I	N	L	D	O	E	W	T	H	T	A	R	G	B	I
N	G	L	S	I	F	D	N	T	G	H	A	N	M	T
G	O	E	E	S	D	S	I	K	H	S	E	I	O	A
D	C	M	E	I	S	E	N	S	E	K	L	R	T	S
W	E	S	S	V	E	X	P	L	O	R	E	A	O	N
S	R	F	E	E	L	I	N	G	S	Z	B	E	R	E
S	T	I	M	U	L	A	T	I	O	N	S	H	V	S

1. Awareness	16. Difference
2. Sensory	17. Sight
3. Motor	18. Hearing
4. Interpret	19. Touch
5. Discriminate	20. Smell
6. Senses	21. Taste
7. Sensations	22. See
8. Feelings	23. Colourful
9. Mobility	24. Grasped
10. Stimulation	25. Objects
11. Describe	26. Explore
12. Share	27. Touch
13. Reasoning	28. Toys
14. Understanding	29. Vision
15. Recognize	30. Sense

SENSORY AND MOTOR DEVELOPMENT (b)

F	R	L	O	U	D	N	E	S	S	F	R	M	G	P
I	N	S	T	R	U	M	E	N	T	S	G	U	P	I
M	L	P	E	R	C	E	P	T	I	O	N	S	I	T
H	I	O	X	W	G	M	U	S	I	C	G	I	C	C
T	S	P	S	D	C	X	Z	S	D	S	B	C	T	H
Y	T	M	L	D	C	L	A	P	J	H	X	A	U	F
H	E	E	O	B	D	F	G	B	H	A	N	L	R	E
R	N	T	W	A	F	F	A	S	T	P	R	V	E	V
T	I	X	Z	N	C	S	W	G	C	E	U	F	S	I
N	N	S	E	G	V	W	R	Q	B	S	T	C	T	T
E	G	L	P	W	X	F	W	Q	X	Z	S	H	N	C
M	D	O	A	C	O	L	O	U	R	S	D	E	E	A
U	R	B	T	M	F	B	G	T	R	D	N	A	M	R
R	O	M	D	U	R	S	I	Z	E	S	U	D	E	T
T	C	Y	W	R	W	F	H	D	B	N	O	G	V	T
S	E	S	G	D	X	S	H	A	K	E	S	T	O	A
N	R	N	U	M	B	E	R	S	D	S	R	B	M	C
I	I	N	T	E	R	P	R	E	T	A	T	I	O	N

1. Attractive	16. Tape
2. Head	17. Pitch
3. Turn	18. Loudness
4. Movement	19. Rhythm
5. Sizes	20. Tempo
6. Colours	21. Fast
7. Shapes	22. Slow
8. Pictures	23. Listening
9. Symbols	24. Music
10. Numbers	25. Clap
11. Perception	26. Bang
12. Interpretation	27. Shake
13. Sounds	28. Musical
14. Instruments	29. Instrument
15. Record	30. Drum

SENSORY AND MOTOR DEVELOPMENT (c)

E	T	O	L	E	R	A	T	E	D	R	F	S	D	G
N	W	C	O	N	D	I	T	I	O	N	S	A	N	R
V	A	M	A	C	T	I	V	I	T	Y	F	N	A	O
I	T	A	P	H	D	C	O	A	R	S	E	D	S	S
R	E	T	R	C	E	X	V	G	H	Y	G	P	E	S
O	R	E	O	T	R	Z	O	D	K	T	T	A	L	M
N	N	R	C	A	U	B	I	R	L	I	Y	P	B	O
M	O	I	E	C	T	R	C	A	A	L	T	E	A	T
E	I	A	S	S	X	A	E	H	T	I	K	R	T	O
N	T	L	S	N	E	K	S	F	G	B	L	D	R	R
T	A	Y	R	O	T	N	D	W	Z	A	I	R	O	S
S	M	K	O	I	X	S	O	F	T	S	B	E	F	K
M	R	C	U	T	B	R	A	I	N	I	A	S	M	I
O	O	I	G	O	Z	V	B	N	M	D	S	S	O	L
O	F	T	H	M	Q	T	H	R	O	W	J	I	C	L
T	N	S	C	O	N	T	A	C	T	W	P	N	N	S
H	I	M	A	N	I	P	U	L	A	T	E	G	U	Q
F	I	N	E	M	O	T	O	R	S	K	I	L	L	S

1. Water
2. Sand
3. Manipulate
4. Activity
5. Disability
6. Environment
7. Fine Motor Skills
8. Gross Motor Skills
9. Texture
10. Rough
11. Hard
12. Soft
13. Smooth
14. Sticky
15. Coarse
16. Voices
17. Brain
18. Brain
19. Sandpaper
20. Dressing
21. Motion
22. Catch
23. Throw
24. Information
25. Process
26. Tolerate
27. Contact
28. Conditions
29. Material
30. Uncomfortable

SENSORY AND MOTOR DEVELOPMENT (d)

F	R	A	G	R	A	N	C	E	S	F	R	H	F	P
V	U	A	S	T	H	M	A	T	I	C	J	A	T	E
C	N	S	S	M	E	L	L	I	N	G	B	R	O	R
N	P	R	T	B	D	S	M	O	O	T	H	M	L	F
O	L	O	E	G	S	B	S	R	B	L	S	F	E	U
I	E	T	E	F	S	G	A	B	V	U	L	U	R	M
T	A	P	W	T	E	T	L	G	T	M	I	L	A	E
A	S	E	S	F	C	W	T	S	R	P	R	B	T	S
T	A	C	E	L	I	A	Y	L	X	Y	T	V	E	R
E	N	E	T	O	P	R	F	L	S	T	S	X	T	A
R	T	R	A	W	S	D	R	E	T	A	O	T	E	L
P	S	S	V	E	X	H	T	M	I	S	N	N	X	U
R	M	O	I	R	Z	T	H	S	U	T	I	A	T	C
E	E	U	L	S	D	I	N	Z	R	E	M	S	U	I
T	L	R	A	Z	F	W	X	W	F	S	P	A	R	T
N	L	Z	S	C	O	O	K	I	N	G	A	E	E	R
I	P	R	E	F	E	R	E	N	C	E	C	L	S	A
N	A	T	U	R	E	W	A	L	K	V	T	P	W	P

1. Smell		16. Nature Walk
2. Pleasant		17. Withdraw
3. Flowers		18. Tastes
4. Perfumes		19. Preference
5. Fragrances		20. Particular
6. Smells		21. Textures
7. Nostrils		22. Cooking
8. Interpretation		23. Sweet
9. Tolerate		24. Sour
10. Impact		25. Salty
11. Fruits		26. Receptors
12. Spices		27. Smooth
13. Smelling		28. Unpleasant
14. Asthmatic		29. Lumpy
15. Harmful		30. Salivate

SENSORY AND MOTOR DEVELOPMENT (e)

I	M	P	A	I	R	M	E	N	T	Y	U	P	E	F
G	T	F	I	N	D	I	V	I	D	U	A	L	N	N
O	P	P	O	R	T	U	N	I	T	I	E	S	C	O
S	I	T	A	T	T	E	N	T	I	O	N	A	O	I
O	T	M	C	Y	L	I	S	T	E	N	K	C	U	T
N	Y	R	H	T	R	Y	L	R	P	L	N	C	R	A
E	D	A	I	I	E	R	O	O	O	A	O	E	A	D
M	O	N	L	R	S	O	V	I	S	M	W	P	G	R
O	B	O	D	U	P	S	E	V	I	R	L	T	E	A
R	D	I	R	C	E	N	K	A	T	O	E	A	M	T
D	E	T	E	E	C	E	L	H	I	N	D	N	E	E
N	R	C	N	S	T	S	A	E	V	B	G	C	N	R
Y	I	E	C	A	R	E	T	B	E	A	E	E	T	L
S	A	T	H	D	I	S	A	B	I	L	I	T	Y	A
N	P	O	P	E	R	C	E	P	T	I	O	N	K	T
W	M	R	G	T	H	E	R	A	P	I	S	T	S	N
O	I	P	D	I	F	F	E	R	E	N	C	E	S	E
D	P	E	R	S	O	N	A	L	I	T	I	E	S	M

1. Mental Retardation
2. Down Syndrome
3. Impairments
4. Disability
5. Individual
6. Personalities
7. Expressive
8. Bodies
9. Feelings
10. Moods
11. Imitative
12. Imagination
13. Function
14. Arm
15. Knees
16. Care
17. Attention
18. Encouragement
19. Respect
20. Differences
21. Opportunities
22. Listen
23. Talk
24. Behavior
25. Up
26. Sensory
27. Therapists
28. Arm
29. Sit
30. Children

SENSORY AND MOTOR DEVELOPMENT (f)

L	R	I	N	G	G	A	M	E	S	D	W	R	C	P
O	B	F	E	E	L	I	N	G	S	B	G	T	O	M
C	O	M	O	O	D	S	X	S	T	A	N	D	O	U
O	D	R	C	O	N	F	I	D	E	N	C	E	R	J
M	I	I	M	A	G	I	N	A	T	I	O	N	D	E
O	E	G	E	C	G	T	C	L	I	M	B	Z	I	C
T	S	D	N	R	T	E	D	P	N	A	V	G	N	N
I	S	E	C	E	N	A	E	A	O	W	C	B	A	E
O	E	V	O	A	E	C	R	R	I	K	P	N	T	D
N	N	I	U	T	M	H	U	E	T	W	O	O	I	I
P	O	T	R	I	E	E	T	N	C	A	L	I	O	F
A	T	A	A	V	V	R	R	T	N	R	E	S	N	N
T	S	T	G	E	O	G	U	S	U	D	V	S	S	O
T	E	I	E	V	M	C	N	W	F	F	E	E	E	C
E	L	M	Q	B	A	L	A	N	C	E	D	R	E	F
R	I	I	D	E	X	T	E	R	I	T	Y	P	N	L
N	M	E	X	P	R	E	S	S	I	V	E	X	K	E
I	N	T	E	R	A	C	T	I	O	N	V	E	B	S

1. Movement	16. Parents
2. Confidence	17. Stand
3. Encourage	18. Awkward
4. Creative	19. Pattern
5. Expression	20. Ring Games
6. Self –Confidence	21. Interaction
7. Expressive	22. Develop
8. Bodies	23. Milestones
9. Feelings	24. Nurtured
10. Moods	25. Dexterity
11. Imitative	26. Balance
12. Imagination	27. Coordination
13. Function	28. Locomotion
14. Teacher	29. Climb
15. Knees	30. Jump

ILLNESS IN CHILDREN (a)

H	C	H	I	C	K	E	N	P	O	X	B	E	I	B
E	B	D	E	H	Y	D	R	A	T	I	O	N	T	L
A	A	T	S	C	A	B	S	M	N	S	A	P	C	I
D	C	I	F	F	L	U	I	D	S	B	I	A	H	S
A	T	S	B	R	E	A	T	H	X	R	R	O	Y	T
C	E	S	S	F	E	V	E	R	L	E	W	S	S	E
H	R	U	T	C	V	Z	Q	W	S	A	A	N	P	R
E	I	E	N	C	L	E	A	N	S	T	Y	O	O	S
A	A	S	A	Z	X	C	V	B	E	H	V	I	T	S
S	L	E	F	C	R	O	U	P	N	I	V	T	S	I
T	R	N	N	V	G	F	T	Y	L	N	L	A	H	T
H	E	I	I	G	H	J	K	U	L	G	A	P	B	I
M	T	R	S	T	O	O	L	G	I	J	C	I	N	H
A	A	U	D	I	S	E	A	S	E	X	I	T	M	C
D	W	V	O	M	I	T	Z	X	C	V	D	S	K	N
I	N	F	E	C	T	I	O	N	V	B	E	N	J	O
X	F	O	N	T	A	N	E	L	L	E	M	O	L	R
D	I	A	R	R	H	O	E	A	B	N	N	C	F	B

1. Asthma	16. Scabs
2. Breathing	17. Vomit
3. Chicken Pox	18. Stool
4. Clean	19. Urine
5. Constipation	20. Soap
6. Croup	21. Water
7. Bronchitis	22. Fontanelle
8. Airway	23. Infant
9. Disease	24. Illness
10. Breath	25. Bacterial
11. Medical	26. Infection
12. Headache	27. Tissues
13. Fever	28. Dehydration
14. Itchy Spots	29. Diarrhoea
15. Blisters	30. Fluids

ILLNESS IN CHILDREN (b)

G	A	S	T	R	O	E	N	T	E	R	I	T	I	S
X	E	P	I	G	L	O	T	T	I	T	I	S	V	M
B	R	O	K	E	N	S	K	I	N	X	Z	B	F	A
Z	D	I	P	H	T	H	E	R	I	A	X	A	C	L
B	O	W	E	L	Z	X	C	V	B	N	V	C	X	L
S	N	I	R	R	I	T	A	B	L	E	M	T	Z	R
E	O	D	C	V	X	Z	X	B	B	N	K	E	C	E
L	I	D	G	I	N	F	L	A	M	E	D	R	X	D
S	T	S	W	E	L	L	I	N	G	G	N	I	S	S
A	A	C	C	V	B	Z	G	E	R	M	S	U	U	P
E	Z	D	E	Y	E	L	I	D	S	X	Z	M	O	O
M	I	C	F	E	M	E	R	G	E	N	C	Y	I	T
N	N	V	M	I	T	E	L	I	C	E	D	F	G	S
A	U	S	P	R	E	A	D	I	N	G	I	U	A	B
M	M	V	Z	B	I	T	E	S	G	F	S	N	T	T
R	M	F	A	I	N	T	I	N	G	E	I	G	N	U
E	I	X	J	S	C	A	B	I	E	S	N	I	O	G
G	S	S	A	D	F	N	B	V	C	S	F	S	C	B
S	W	E	U	W	S	A	D	G	B	D	E	C	C	V
S	O	T	N	O	G	U	I	L	D	A	C	R	V	E
E	L	I	D	R	N	S	R	A	L	E	T	A	B	A
N	L	S	I	M	U	E	T	N	O	R	B	T	B	Z
D	E	A	C	S	L	A	Y	D	C	P	V	C	A	N
E	N	R	E	Y	T	R	G	S	B	S	C	H	C	E
R	C	A	I	N	F	L	U	E	Z	A	V	E	T	U
D	S	P	Y	H	E	A	D	L	I	C	E	S	E	L
L	O	O	S	E	F	V	I	R	U	S	E	S	R	F
D	I	N	T	E	S	T	I	N	E	S	X	V	I	N
H	A	E	M	O	P	H	I	L	U	S	X	Z	A	I

1. Loose
2. Bowel
3. Intestines
4. Inflamed
5. Irritable
6. Gut
7. Diphtheria
8. Contagious
9. Immunization
10. Disinfect
11. Germs
12. Epiglottitis
13. Influenza
14. Bacteria
15. Swollen
16. Scabies
17. Worms
18. Lice
19. Nausea
20. Bites
21. Spreads
22. Head lice
23. Emergency
24. Fainting
25. German Measles
26. Small Red Spots
27. Spreading
28. Swelling
29. Gastroenteritis
30. Bacterium
31. Haemophilus
32. Influenzae
33. Redness
34. Broken Skin
35. Fungi
36. Parasites
37. Viruses
38. Jaundice
39. Eyelids
40. Glands
41. Scratches
42. Mite
43. Lungs
44. Dirty
45. Cold

ILLNESS IN CHILDREN (c)

D	F	E	M	A	L	E	W	O	R	M	S	W	Q	P
A	S	K	I	N	C	R	E	A	S	E	S	G	F	O
R	T	R	A	S	H	R	T	H	R	U	S	H	S	L
K	R	U	N	N	Y	N	O	S	E	W	T	D	K	I
B	R	N	W	H	I	T	E	S	P	O	T	S	I	O
R	S	T	R	E	P	T	H	R	O	A	T	Q	N	M
O	E	A	R	I	N	F	E	C	T	I	O	N	I	Y
W	T	Q	S	O	R	E	T	H	R	O	A	T	N	E
N	E	S	I	N	U	S	I	T	I	S	S	S	F	L
U	N	E	T	D	W	R	S	S	B	G	P	E	E	I
R	D	Y	E	S	W	I	R	T	U	P	O	L	C	T
I	E	E	T	P	A	N	A	I	L	U	T	S	T	I
N	R	K	A	M	J	G	L	F	G	S	T	A	I	S
E	S	N	N	U	K	W	L	F	I	M	Y	E	O	I
W	T	I	U	M	C	O	E	N	N	S	Y	M	N	T
Q	O	P	S	W	O	R	B	E	G	A	S	S	S	I
B	P	S	M	B	L	M	U	C	F	P	S	L	M	T
L	S	P	E	H	R	S	R	K	O	S	E	I	C	A
O	D	O	N	S	S	S	R	Y	N	R	N	S	O	M
O	E	R	I	A	Y	E	E	G	T	A	L	N	M	R
D	R	D	N	R	M	N	D	R	A	L	L	O	M	E
S	H	O	G	Y	P	D	B	A	N	U	I	T	U	D
T	S	I	I	L	T	E	U	H	E	C	L	N	N	A
R	I	L	T	A	O	R	M	T	L	S	A	E	I	I
E	N	O	I	C	M	I	P	E	L	U	R	L	C	N
A	W	P	S	S	S	T	S	L	E	M	I	L	A	O
M	O	P	A	R	A	S	I	T	I	C	V	O	B	M
B	R	D	W	P	I	N	W	O	R	M	S	W	L	M
D	B	S	T	I	C	K	Y	E	Y	E	S	S	E	A
S	P	I	N	A	L	C	O	R	D	M	I	L	I	A

1. Measles
2. Viral Illness
3. Brownish-Red Spots
4. White Spots
5. Runny-Nose
6. Symptoms
7. Meningitis
8. Spinal Cord
9. Stiff -Neck
10. Lethargy
11. Bulging Fontanelle
12. Milia
13. Mumps
14. Tender
15. Ammonia Dermatitis
16. Dark Brown Urine
17. Pink Eye
18. Communicable
19. Ringworm
20. Swollen Tonsils
21. Blood Stream
22. Tiredness
23. Pus
24. Poliomyelitis
25. Polio Drops
26. Scaly Rash
27. Skin Creases
28. Sticky Eyes
29. Parasitic
30. Skin Infections
31. Tetanus
32. Muscular Spasm
33. Lockjaw
34. Vaccine
35. Spotty
36. Thrush
37. Rash
38. Female Worms
39. Pinworms
40. Rubella
41. Red Bumps
42. Ear Infection
43. Sinusitis
44. Strep Throat
45. Sore Throat

ILLNESS IN CHILDREN (d)

T	U	B	E	R	C	U	L	O	S	I	S	G	R	B
C	O	P	N	U	E	M	O	N	I	A	R	G	E	G
D	T	H	S	E	I	Z	U	R	E	S	E	R	S	V
E	I	E	C	R	E	D	F	L	A	G	V	E	P	D
T	T	A	H	N	F	L	U	F	H	G	E	G	I	T
A	I	R	E	O	R	J	Y	L	E	S	F	N	R	H
R	S	I	S	S	M	O	S	U	P	T	C	A	A	G
D	M	N	T	E	E	I	P	L	A	E	I	D	T	U
Y	E	G	P	V	L	N	E	I	T	L	T	L	O	O
H	D	L	A	I	B	T	L	K	I	P	A	A	R	C
E	I	O	I	R	O	S	I	E	T	O	M	I	Y	G
D	A	S	N	U	R	Y	P	N	I	R	U	T	T	N
W	N	S	S	S	P	U	E	S	S	D	E	N	R	I
H	M	H	E	P	I	T	I	T	I	S	H	E	A	P
O	C	O	U	G	H	I	N	G	G	T	R	T	C	O
O	S	T	R	E	P	T	H	R	O	A	T	O	T	O
P	B	O	N	E	S	G	R	U	N	T	S	P	Y	H
P	E	R	T	U	S	S	I	S	T	C	O	L	D	W
R	I	N	G	S	H	A	P	E	D	R	A	S	H	B

1. Whooping Cough
2. Whoop
3. Pertussis
4. Cold
5. Tuberculosis
6. Bones
7. Joints
8. Coughing
9. Respiratory Tract
10. Droplets
11. Nose Virus
12. Hearing Loss
13. Seizures
14. Rheumatic Fever
15. Pnuemonia
16. Red Flag
17. Strep Throat
18. Grunts
19. Dehydrated
20. Otitis Media
21. Epilepsy
22. Flu Like
23. Problem
24. Chest Pains
25. Flu
26. Ringshaped Rash
27. Hepatitis
28. Potential Danger